MEMENTO

de

MASSAGE

Application du massage
au traitement des blessures de guerre

PAR

le Dr H. SOMÉN

Chef du service de Mécanothérapie du Mans

AVEC 37 PLANCHES

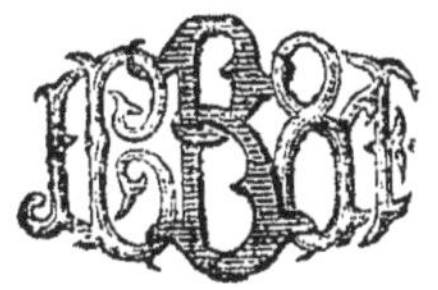

PARIS

LIBRAIRIE J.-B. BAILLIÈRE et FILS

19, rue Hautefeuille, près du boulevard Saint-Germain

—

1915

Tous droits réservés.

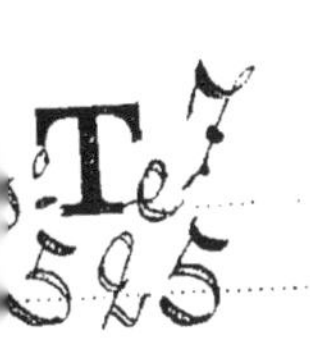

MEMENTO

de

MASSAGE

A MONSIEUR

LE MÉDECIN PRINCIPAL DE Ire CLASSE LEQUES
Directeur du Service de Santé de la 4me région

Très respectueux hommage.

Ce memento est le résumé des leçons que nous avons faites aux infirmiers militaires de notre service. Pour être compris de tout le monde, nous nous sommes efforcé d'éviter les termes techniques et d'offrir au lecteur un abrégé précis, clair et pratique.

Nous nous faisons un plaisir d'adresser nos remercîments à trois de nos moniteurs, MM. A. Cretin, Raymond-Hamet et S. Seelemann, qui ont bien voulu apporter à la rédaction de ce travail leur zélé et précieux concours. Nous remercions également M. Malicot des clichés qui illustrent ce travail.

H. S.

MEMENTO

de

MASSAGE

Application du massage
au traitement des blessures de guerre

PAR

le Dr H. SOMÉN

Chef du service de Mécanothérapie du Mans

AVEC 37 PLANCHES

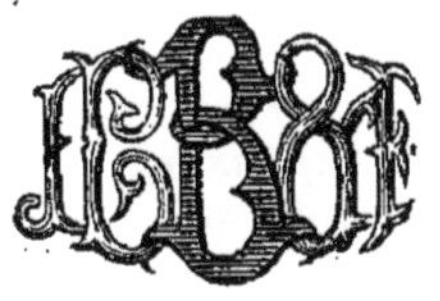

PARIS

LIBRAIRIE J.-B. BAILLIÈRE et FILS

19, rue Hautefeuille, près du boulevard Saint-Germain

—

1915
Tous droits réservés.

TABLE DES MATIÈRES

Memento
de
MASSAGE

Par *massage*, au sens large du mot, ou par *kinésithérapie*, on entend deux sortes d'opérations :
1º un certain nombre de manœuvres effectuées par
le masseur seul et qui constituent le massage proprement dit ; 2º une série de mouvements exécutés
par le masseur et le malade et dont l'ensemble est
désigné sous le nom de mobilisation. Nous allons
traiter successivement de ces deux espèces d'opérations.

I. — MASSAGE.

1. MATÉRIEL DU MASSEUR.

Ce matériel est des plus simples. Une table
quelconque, deux chaises, un coussin ou un oreiller,
un lit ou une chaise-longue peuvent suffire à toutes
les opérations du massage.

Mais si le masseur peut se contenter d'un outillage aussi élémentaire, c'est qu'il a à sa disposition,
un instrument merveilleux : la main. En effet,
grâce à sa structure complexe, à ses nombreuses
articulations qui lui permettent d'exécuter les
mouvements les plus variés et lui donnent une
souplesse extrême, grâce aussi aux formes diverses
des parties qui la composent, la main constitue
un outillage très complet. Il appartient au masseur
de mettre à profit ces admirables qualités de la
main, en en exerçant les différentes parties, de
manière à pouvoir les utiliser dans les cas très variés
où il est appelé à exercer son art. Le masseur doit

*

prendre soin de cet instrument précieux. Avant chaque massage, il se lavera les mains ; il emploiera, de préférence, de l'eau chaude qui a pour effets de réchauffer et d'assouplir l'épiderme. Les ongles ne doivent être ni trop courts, ni trop longs ; ils seront coupés au niveau de l'extrémité des doigts.

2. INGRÉDIENTS.

Parmi les nombreux ingrédients utilisés par les masseurs de profession, nous ne retiendrons que la *vaseline* et le *talc*. Chacun de ces produits présente des avantages et des inconvénients. La vaseline, plus onctueuse, permet un glissement parfait, mais elle graisse le linge du malade et se laisse difficilement détacher de la peau. Avec le talc, le glissement n'est pas aussi doux, mais son emploi est plus commode. On réservera donc l'usage de la vaseline au massage local, profond et prolongé. On se servira de talc dans tous les autres cas ; mais il est inutile d'en saupoudrer abondamment la région à traiter, comme le font certains masseurs. Avec une petite quantité, on obtiendra un glissement suffisant et on évitera l'inconvénient d'en répandre sur les vêtements et dans l'atmosphère.

3. CLASSIFICATION DES MANŒUVRES DU MASSAGE.

La classification des manœuvres du massage est tout à fait arbitraire. Certains auteurs les multiplient à l'infini ; d'autres n'en envisagent qu'un très petit nombre. Nous décrirons six manœuvres principales, qui suffisent amplement à toutes les exigences du massage médical. Ces manœuvres sont :

1º La pression ;
2º La friction ;
3º L'effleurage ;
4º Le pétrissage ;
5º La percussion ;
6º La vibration.

4. SENS DES MANŒUVRES.

Avant d'aborder la description de ces manœuvres, nous devons faire observer que le sens dans lequel elles doivent être exécutées varie selon les tissus et selon les régions.

Les muscles sont massés dans le sens de leurs fibres et de leurs ligaments. On doit également suivre la direction des tendons, des vaisseaux et des nerfs ; mais, sauf pour ces derniers, le mouvement général du massage doit être centripète, c'est-à-dire dirigé dans le sens de la circulation veineuse : des extrémités vers le cœur.

5. MODES OPÉRATOIRES.

Les manœuvres que nous avons énumérées peuvent être exécutées selon deux modes différents ; douces, lentes et rythmées, elles constituent le *massage sédatif* ou calmant ; brusques, rapides et irrégulières, le *massage stimulant*. Ajoutons cependant qu'indépendamment de leur mode d'exécution, ces diverses manœuvres sont les unes plutôt calmantes, les autres plutôt stimulantes. La pression est la manœuvre la plus douce et la plus sédative. La friction et l'effleurage peuvent encore être utilisés dans le massage sédatif ; mais le pétrissage, la percussion et la vibration doivent être réservés pour le massage stimulant. Dans le tableau ci-dessus, les manœuvres sont classées suivant l'ordre d'excitation croissante.

6. DESCRIPTION DES MANŒUVRES.

Nous allons maintenant décrire successivement chacune des manœuvres que nous avons énumérées plus haut. Nous nous occuperons d'abord de leur exécution suivant le mode sédatif, afin de permettre aux débutants de se rendre plus facilement compte des différents temps qu'elles comportent.

A. — MODE SÉDATIF.

a. *La pression.* — La pression (fig. 1 et 2) consiste à comprimer la région à masser avec la face palmaire de la main ou des doigts. Ainsi que la plupart des autres manœuvres, elle se décompose en trois temps différents : le contact, la manœuvre proprement dite et la cessation de celle-ci. Le contact doit être doux, sans secousse et sans heurt. La pression doit s'effectuer avec une force d'abord croissante, puis stationnaire, enfin décroissante. Le retrait de la main doit se faire lentement et sans brusquerie.

Sur une région donnée, la main peut se déplacer un grand nombre de fois, mais chacune de ces pressions, qui constitue par elle-même la manœuvre complète, s'accomplit sur place : la main du masseur, ainsi que les parties qu'elle comprime, ne subissent pas de déplacement.

b. *La friction.* — Dans la friction, comme dans la pression, la main reste fixée sur son point d'application et ne se déplace pas à la surface de la peau ; mais, en même temps qu'elle comprime les tissus, elle exécute des mouvements en entraînant avec elle la peau qu'elle fait glisser sur les plans profonds. Ces mouvements, quelquefois alternatifs, sont le plus souvent circulaires ; leur amplitude est déterminée par le degré d'élasticité de la peau et des tissus cellulaires sous-cutanés.

c. *L'effleurage.* — L'effleurage (fig. 3 et 4) consiste à faire glisser la face palmaire de la main ou des doigts à la surface de la peau, en comprimant cette dernière avec plus ou moins d'intensité. Cette manœuvre, qui est la plus fréquemment utilisée par les masseurs, exige une grande souplesse de la main ; cette dernière doit se modeler d'une façon parfaite sur toutes les irrégularités qu'elle rencontre sur son passage. Afin que le mouvement soit continu et uniforme, la main ne doit pas, autant que possible, perdre le contact avec la peau ; pour revenir à son point de départ, elle effleure légèrement cette dernière.

Lorsque l'effleurage est exercé par les deux mains, celles-ci, le plus souvent, interviennent alternativement : l'une reprend la manœuvre que l'autre est sur le point de terminer. Il en est de même quand l'effleurage est pratiqué avec les deux pouces.

Il est bien entendu que l'effleurage peut s'exécuter avec les différentes parties de la main : extrémité des doigts, paume de la main, éminence thénar, éminence hypothénar.

d. *Le pétrissage.* — Le pétrissage (fig. 5) est une manœuvre complexe qui consiste à produire un pincement combiné à une sorte de torsion des parties molles. Il comporte plusieurs temps ; 1° préhension des tissus entre le pouce et les autres doigts des deux mains placées à faible distance l'une de l'autre ; 2° léger soulèvement de ces tissus :

3° mouvements des deux mains en sens contraire l'une de l'autre. On peut aussi ajouter un quatrième mouvement, qui consiste à exécuter une rotation des mains sur les doigts pris comme pivot.

Cette série de mouvements, qui constitue une manœuvre de pétrissage, doit se répéter successivement, d'une façon continue, sans temps d'interruption ; en un mot, l'opération doit affecter une allure d'ensemble.

On aura soin de saisir la plus grande masse possible de parties molles ; car, le plus souvent, ce sont les muscles qui sont visés dans le pétrissage. Ce n'est qu'exceptionnellement que la manœuvre s'applique à la peau.

e. *La percussion.* — La percussion (fig. 6) consiste en une série de chocs d'une intensité et d'une rapidité variables, exécutés quelquefois avec le poing mollement fermé, la pulpe des doigts ou leur face dorsale, mais le plus souvent avec le bord cubital du petit doigt ; dans ce dernier cas, — où la manœuvre prend le nom de hachures, — la main reste ouverte et les doigts très souples sont légèrement écartés les uns des autres. La chute de la main sur la peau rapproche brusquement les doigts et les fait retomber les uns sur les autres; de ce choc multiple résulte un bruit caractéristique. La percussion est ainsi plus moelleuse que si on l'effectuait avec les doigts rapprochés.

Cette manœuvre exige une grande souplesse du poignet et s'exécute, le bras restant immobile, par une série de mouvements successifs de pronation et de supination. Si on percute avec les deux mains, les mouvements doivent être alternatifs : une main s'abaisse quand l'autre se soulève.

f. *La vibration.* — La vibration est une manœuvre dans laquelle la main, posée en permanence sur la peau, exécute, en même temps qu'une pression, un mouvement oscillatoire de très faible amplitude. Les oscillations doivent être non pas transversales, mais perpendiculaires à la surface des téguments. Ces oscillations sont produites par une sorte de trépidation de tous les muscles de la main, de l'avant-bras, du bras et de l'épaule de l'opérateur. Bien qu'à peine perceptibles à l'œil, elles sont très pénétrantes et se propagent souvent dans tout l'organisme du malade qui les ressent profondément.

B. — MODE STIMULANT.

Dans le mode stimulant, les manœuvres employées sont les mêmes que dans le mode sédatif (1), mais elles en diffèrent par le rythme et par l'intensité. En effet, pour être stimulantes, les manœuvres doivent être rapides, énergiques et brusques. Il faut, en outre, une certaine irrégularité dans les mouvements. L'opérateur doit entremêler les manœuvres et passer rapidement de l'une à l'autre.

Une séance de massage stimulant doit durer moins longtemps qu'une séance de massage sédatif; si l'action, plus intense, se prolongeait outre mesure, elle pourrait devenir une cause de fatigue pour le malade.

7. ACTION PHYSIOLOGIQUE DES DIFFÉRENTES MANŒUVRES.

La *pression*, comme nous l'avons dit, est la

---

(1) Aux manœuvres que nous avons déjà décrites, on peut ajouter les pincements fins et rapides de la peau, qui ont une action stimulante très marquée sur les terminaisons des nerfs sensitifs.

manœuvre la plus douce et la plus calmante ; elle sera, par conséquent, utilisée chaque fois qu'il s'agira de lutter contre la douleur ou la contracture musculaire. En outre, par son effet mécanique, elle agit sur les infiltrations des tissus cellulaires sous-cutanés. Elle sera donc très utile pour chasser l'œdème.

Les *frictions*, par le tiraillement qu'elles produisent sur la peau, agissent spécialement contre les adhérences, les cicatrices qui fixent les tissus cutanés aux plans profonds. Elles sont donc particulièrement indiquées pour assouplir les tissus cicatriciels, détruire les brides fibreuses anormales, combattre la raideur articulaire.

L'*effleurage*, par son effet mécanique, active la circulation veineuse et chasse l'œdème infiltrant les parties molles ; de plus, par son action excitante sur les terminaisons nerveuses, il provoque des réflexes qui influent favorablement sur la nutrition des tissus.

Le *pétrissage* combine les effets de la pression avec ceux de la friction, mais son action est plus énergique que celle de chacune de ces deux manœuvres. On l'emploie pour assouplir les tissus et stimuler les régions massées.

La *percussion*, manœuvre essentiellement stimulante, agit sur les terminaisons nerveuses sensitives et réveille la vitalité des tissus.

La *vibration* a des effets qui ne sont pas nettement définis et qui, d'ailleurs, varient suivant les individus. D'une façon générale, on peut affirmer que son action pénétrante provoque des réflexes d'où résulte une stimulation de l'organisme tout entier.

8. MASSAGE SELON LA RÉGION.

Les manœuvres que nous venons de décrire s'appliquent à toutes les régions du corps ; mais il convient d'indiquer maintenant quelles sont, pour le massage de chacune d'elles : l'*attitude* que doivent prendre le masseur et le malade, le moyen d'obtenir l'*immobilisation de la partie massée,* l'*adaptation de la main* aux diverses formes des surfaces à masser et enfin les *manœuvres à appliquer* sur chacune de ces régions.

La position du masseur et celle du malade doivent être aussi aisées que possible et ne jamais donner l'impression d'une gêne quelconque. En effet, les attitudes maladroites sont fatigantes et nuisent beaucoup aux effets favorables du massage.

La partie à masser doit être parfaitement immobilisée. Le masseur doit rechercher, pour lui ainsi que pour le malade, le plus de points d'appui possible, si, par son poids et ses dimensions, la région à masser n'a pas une stabilité suffisante.

La partie de la main à utiliser pour l'exécution des manœuvres doit correspondre à la forme et aux dimensions de la région à masser. Il faut qu'il y ait adaptation parfaite de l'une à l'autre.

Quant aux manœuvres qui conviennent aux diverses régions, elles seront indiquées au fur et à mesure de l'étude de chacune d'elles.

RÉGIONS A ÉVITER. — Avant de commencer l'étude particulière du massage de chaque région, il est indispensable de signaler un certain nombre de zones que le masseur doit éviter, afin de ne pas léser les organes délicats et sensibles qui s'y rencontrent, notamment les gros vaisseaux et les ganglions. Ces zones à éviter sont : le creux poplité ou pli du jarret ; la face antéro-interne de la cuisse ; le triangle de Scarpa (limité par le pli de l'aine, le bord interne de la cuisse sur une longueur de 15 centimètres environ et par une troisième ligne rejoignant l'extrémité de ces deux côtés); la région des reins, constituée par cette partie du tronc qui est comprise entre la colonne vertébrale, le rebord des côtes et la crête iliaque ; le pli du coude ; le creux de l'aisselle; la région du cou, qui s'étend entre le bord antérieur du sterno-cléido-mastoïdien et le rebord du maxillaire inférieur.

A. — Membre supérieur.

Pour le massage du membre supérieur, le masseur est assis. Le malade peut rester couché s'il est alité, mais la position la plus aisée est la position assise. Dans ce dernier cas, la main et l'avant-bras du malade sont posés soit sur le bord d'une petite table, soit sur le genou du masseur ; un petit coussin adoucira le contact entre le membre malade et son point d'appui.

a. *Doigts* (fig. 1). — Le masseur, assis dans le prolongement du membre malade, saisit, pour l'immobiliser, l'extrémité du doigt à masser, entre le pouce, l'index et le médius d'une main, et exécute, avec les mêmes doigts de l'autre main, des pressions, des frictions et de l'effleurage. Ces manœuvres sont appliquées simultanément sur deux faces à la fois : faces dorsale et palmaire, ou faces latérales. La pression et l'effleurage peuvent s'exécuter par des mouvements alternatifs des pouces ; dans ce cas, les autres doigts du masseur servent de point d'appui au doigt massé.

b. *Main et poignet* (fig. 2 et 3). — La position

du masseur est la même que précédemment.

Pour masser la face dorsale de la main et du poignet, le masseur passe une de ses mains sous la main du malade qu'il immobilise, cependant qu'il exécute avec la pulpe des doigts de l'autre main des pressions, des frictions et de l'effleurage.

En plaçant les doigts des deux mains sous la main du malade, on peut exécuter les pressions et l'effleurage par des mouvements alternatifs des deux pouces.

Pour le massage de la face palmaire de la main, on retourne cette dernière et on procède comme pour la face dorsale. Cependant, si le malade ne peut faire le mouvement de supination, le masseur soulève d'une main la main du malade qu'il masse, de l'autre, par en dessous.

Sur les éminences thénar et hypothénar, on peut pratiquer le pétrissage.

c. *Avant-bras* (fig. 4 et 6). — Le masseur conserve la même position que pour le massage de la main. Il immobilise, avec une de ses mains, la région à masser, en saisissant la main ou l'extrémité inférieure de l'avant-bras du malade. Avec l'autre main, il exécute des pressions, des frictions et de l'effleurage, en utilisant toute sa main ou seulement la pulpe de ses doigts. Le pétrissage et les percussions, qui peuvent également s'appliquer sur cette région, s'effectuent plus aisément lorsque le masseur est assis sur le côté du membre.

d. *Coude*. — Le masseur se place sur le côté du malade qui appuie son côté opposé contre le dossier de la chaise et pose son avant-bras sur ses genoux ou sur les genoux du masseur. Ce dernier utilise une de ses mains pour immobiliser le coude ou le bras, afin de donner plus de stabilité à la région à masser tandis qu'avec l'autre il exécute des pressions, des frictions et de l'effleurage, en se servant de la pulpe des doigts et des pouces.

Le massage s'applique sur les côtés latéraux et sur le côté postérieur. Ce n'est qu'exceptionnellement que l'on masse le pli du coude qui est, comme nous l'avons dit, une région à évter ; ce massage consiste en frictions et effleurage extrêmement légers.

e. *Bras* (fig. 5). — La position du masseur et celle du malade sont les mêmes que pour le massage du coude. Toutes les manœuvres peuvent s'appliquer sur le bras : les pressions s'exécutent avec la main tout entière qui entoure le bras comme un bracelet ; les frictions s'opèrent généralement avec la pulpe des doigts d'une seule main, l'autre main servant à l'immobilisation ; l'effleurage se pratique soit avec une seule main, soit avec les deux mains alternativement. Pour le pétrissage et les percussions, le masseur est obligé de changer de position pour atteindre facilement les différentes faces du bras.

f. *Epaule* (fig. 7). — L'opérateur et le malade conservent la même position que pour le massage du bras. Sur l'épaule encore on peut appliquer toutes les manœuvres décrites. Les pressions s'opèrent soit avec une seule main qui étreint le deltoïde entre le pouce et les autres doigts, soit avec la paume des deux mains qui se servent mutuellement de point d'appui. Pour les frictions, on se sert de la pulpe des doigts d'une main, l'autre main immobilisant l'épaule. L'effleurage peut s'exécuter avec les deux mains. Le point de départ est à peu près au niveau du V du deltoïde. Les deux mains se trouvent d'abord en contact par les faces radiales des index, puis, ainsi posées, elles remontent jusqu'au sommet de l'épaule. A partir de ce moment elles se séparent l'une de l'autre pour suivre, en avant, le faisceau antérieur du deltoïde et les fibres du pectoral, en arrière les faisceaux postérieurs du deltoïde, le sus-épineux et la partie inférieure du trapèze. Le mouvement ainsi exécuté rappelle le geste du nageur. Le pétrissage de l'épaule s'accomplit plus aisément quand le masseur est debout. Pour les percussions, le masseur peut rester assis.

B. — MEMBRE INFÉRIEUR.

Pour le massage du membre inférieur, le malade doit rester couché ; il s'allonge sur le dos pour le massage de la face antérieure ; il se couche sur le ventre pour le massage de la face postérieure.

a. *Orteils* (fig. 8). — Le malade étant en décubitus dorsal, le masseur s'assoit dans le prolongement du membre étendu. Comme pour les doigts, d'une main il saisit, entre le pouce, l'index et le médius, afin de l'immobiliser, l'extrémité de l'orteil à masser, tandis que de l'autre il exécute avec ces mêmes doigts des pressions, des frictions et de l'effleurage qui s'appliquent simultanément sur la face dorsale et sur la face plantaire.

En prenant comme point d'appui les doigts des deux mains, on peut exécuter, sur l'orteil, par des mouvements alternatifs des deux pouces, soit des pressions, soit de l'effleurage.

b. *Pied et cou-de-pied* (fig. 9). — Le malade et le masseur conservent la position précédente. Le masseur applique la face palmaire d'une de ses mains sur la plante du pied du malade qu'il immobilise ainsi, pendant qu'avec la pulpe des doigts de l'autre main, il exécute des pressions, des frictions et de l'effleurage. En appuyant sur la face plantaire du pied à masser, la pulpe des doigts de ses deux mains, il peut exécuter, par des mouvements alternatifs de ses deux pouces, soit des pressions, soit de l'effleurage. Les mêmes manœuvres s'exécutent autour de l'articulation tibio-tarsienne : le masseur se sert alors de la pulpe des doigts ou des pouces et, selon le côté qu'il masse, emploie tantôt la main droite, tantôt la main gauche.

c. *Jambe* (fig. 10). — α. *Face antéro-externe.* — Pour ce massage, le masseur conserve la même position que précédemment ou bien se place de côté. Toutes les manœuvres s'appliquent sur cette région. Les pressions se font soit avec la pulpe des doigts seulement, soit avec toute la main qui comprime le membre malade entre le pouce et les autres doigts. Pour les frictions on emploie la pulpe des doigts d'une main, cependant que, de l'autre main, on immobilise la jambe malade. L'effleurage peut s'exécuter soit avec une main seulement, soit avec les deux mains alternativement ; on commencera les manœuvres au niveau de l'articulation tibio-tarsienne, et on les exercera jusqu'au niveau du genou. Le pétrissage est difficile à pratiquer sur la face externe de la jambe où les muscles sont recouverts d'une aponévrose tendue et résistante. Les percussions s'exécutent très bien sur cette région ; mais il convient d'éviter les saillies osseuses.

β. *Face postérieure.* — Le massage de la face postérieure de la jambe est, en tous points, identique à celui de la face antérieure.

Le malade est couché sur le ventre, le masseur assis, soit sur le côté, soit dans le prolongement du membre, exécute toutes les manœuvres. Sur cette région le pétrissage est particulièrement facile.

d. *Genou* (fig. 11). — Le malade étant couché sur le dos, la jambe étendue, le masseur s'asseoit à côté de cette articulation, mais latéralement, en regardant le visage du malade. Il exécute des pressions, des frictions et de l'effleurage sur toutes les parties environnant la rotule : culs-de-sac latéraux, tendon du quadriceps, ligaments latéraux du genou. Ces manœuvres s'effectuent avec la pulpe des doigts ou des pouces ou avec les éminences thénar, soit d'une seule main, l'autre immobilisant le genou en appuyant sur le côté opposé, soit avec les deux mains qui se servent alors de point d'appui mutuel. Quoique, comme nous l'avons déjà fait remarquer, la face postérieure du genou ne doive pas être massée, on pourra cependant y pratiquer, dans certains cas, des frictions superficielles ou un très léger effleurage.

e. *Cuisse* (fig. 12) *(Face antérieure et face postérieure)*. — Le massage de la cuisse ne présente rien de particulier. Pour la face antérieure, le malade est couché sur le dos ; pour la face postérieure, il se couche sur le ventre. Le masseur, assis face à la cuisse, exécute, avec la plus grande surface possible de la main, toutes les manœuvres que nous avons décrites. L'effleurage s'exécute par des mouvements alternatifs des deux mains, mais en prenant soin d'éviter la face antéro-interne.

f. *Hanche*. — Le massage de la hanche est généralement peu efficace en raison des difficultés qu'on éprouve à atteindre cette articulation qui se trouve protégée par l'extrémité supérieure du fémur et par d'épaisses masses musculaires. On se bornera donc à exécuter des pressions, des frictions et de l'effleurage, autour de l'articulation et sur les muscles environnants. Sur ces derniers on pourra également pratiquer le pétrissage et les percussions.

C. — TRONC.

a. *Face antérieure* (fig. 13). — Le massage abdominal étant très délicat et assez compliqué, ne doit être pratiqué que par les spécialistes.

Pour le massage de la poitrine, le malade est couché sur le dos et le masseur se met au niveau du thorax, face au visage du malade. Les muscles à masser sont les pectoraux et les intercostaux. Toutes les manœuvres peuvent s'exécuter sur les pectoraux, mais, sur les intercostaux, le pétrissage est difficile. Les pressions et les frictions se pratiquent avec la pulpe des doigts. L'effleurage s'exerce avec les deux mains qui partent en même temps de la ligne médiane dont elles s'écartent pour contourner la face antérieure et latérale du thorax ou pour suivre le sens des fibres musculaires des pectoraux. Les percussions de cette région ne doivent jamais être violentes.

b. *Face postérieure* (fig. 14, 15 et 16). — Pour la face postérieure du tronc, le malade étant couché sur le ventre, le masseur est assis ou debout. Toutes les manœuvres peuvent s'appliquer sur la région fessière. Sur la région lombaire, on peut pratiquer des pressions, des frictions, de l'effleurage et des percussions ; mais le pétrissage n'est pas aisé à exercer sur cette région à cause des aponévroses qui entourent les muscles. Les pressions, les frictions et l'effleurage s'exécutent soit à l'aide des pouces, soit avec la pulpe des doigts bien alignés et placés longitudinalement, dans le sens de la colonne vertébrale. Ces manœuvres doivent s'appliquer sur les extenseurs du tronc qui sont logés des deux côtés de l'épine dorsale, dans les gouttières vertébrales. On évitera les apophyses épineuses parce que le massage, inutile d'ailleurs sur ces saillies osseuses, porruait irriter la peau si les manœuvres étaient trop violentes. On évitera aussi la région néphrétique, c'est-à-dire ces parties molles non protégées par le squelette et sous lesquelles se trouvent les reins qui pourraient être déplacés.

Le massage de la face postérieure du thorax est identique à celui de la poitrine. Toutes les manœuvres peuvent être appliquées sur cette région, mais le pétrissage ne peut être exécuté que sur les muscles grands dorsaux et les sus-épineux. Pour les pressions, les frictions et l'effleurage, le masseur peut utiliser toute la surface palmaire des deux mains. L'effleurage s'exécute de la même façon que sur la face antérieure du thorax, c'est-à-dire que les deux mains partent de la ligne médiane pour contourner le thorax, le masseur esquissant ainsi le mouvement du nageur.

D. — Cou (fig. 17).

Le malade peut rester couché, mais la position assise est celle qui convient le mieux pour le massage du cou. Le masseur reste debout, tantôt derrière le malade, tantôt sur le côté de celui-ci.

Les muscles à masser sont : le trapèze, le sterno-cléido-mastoïdien et, indirectement, le sus-épineux, par suite de ses rapports avec le trapèze. Les manœuvres exécutées sont la pression, la friction, l'effleurage et le pétrissage. Les manœuvres s'exécutent de haut en bas : les pressions et les frictions s'opèrent avec la pulpe des doigts d'une main, l'autre main immobilisant la tête ; l'effleurage se pratique, soit avec une seule main, soit avec les deux mains à la fois.

Le massage du sterno-cléido-mastoïdien doit être très léger en raison du voisinage d'organes délicats : gros vaisseaux et nerfs. La percussion ne devra jamais être pratiquée sur ce muscle.

II. — MOBILISATION.

La mobilisation a un double but : 1° l'assouplissement des articulations ; 2° l'exercice des muscles qui font mouvoir ces articulations. Elle peut être manuelle ou mécanique, auquel cas on lui réserve le nom de mécanothérapie, mais, quel que soit le procédé employé, le principe est tonjours le même : localiser le mouvement dans une articulation ou dans un groupe musculaire donné en mettant les articulations et les muscles voisins dans l'impossibilité d'entrer en action.

On doit donc, avant de commencer à mobiliser une articulation, immobiliser le segment susjacent. Le masseur doit saisir ce dernier tout près de l'articulation, mais sans gêner le mouvement. Le segment mobilisé, au contraire, doit être saisi aussi loin que possible de l'articulation à mobiliser, tout près de l'articulation sous-jacente. Les deux segments doivent être tenus de telle façon que le point d'appui soit dans la direction du mouvement. La main qui immobilise doit toujours reposer sur un support fixe : genou du masseur ou bord d'une table.

Les mouvements exécutés peuvent être de trois sortes : passifs, c'est-à-dire dans lesquels n'intervient pas la volonté du malade ; actifs ou volontaires, exécutés par le malade, mais dirigés par la main du masseur ; avec résistance, c'est-à-dire dans lesquels le masseur contrarie plus ou moins le mouvement volontaire du malade.

Pour pratiquer utilement et sans danger la mobilisation des articulations, il est indispensable de connaître leurs mouvements physiologiques, c'est-à-dire ceux qu'elles peuvent exécuter normalement. En étudiant la mobilisation des différentes articulations, nous indiquerons donc préalablement, pour chacune d'elles, ses mouvements physiologiques.

A. — MEMBRE SUPÉRIEUR.

La position assise du malade et du masseur est celle qui convient le mieux pour la mobilisation des doigts, du poignet et du coude. Pour la mobilisation de l'épaule, le masseur doit se mettre debout.

a. *Doigts* (fig. 18 et 19). — Les articulations des doigts ne peuvent exécuter que deux mouvements : la flexion et l'extension. Les mouvements latéraux des doigts sont dus au déplacement des métacarpiens et partiellement à l'articulation métacarpo-phalangienne.

Le pouce seul exécute, en outre, un mouvement d'abduction et d'adduction et un mouvement d'opposition. Mais, qu'il s'agisse du pouce ou des autres doigts, le masseur immobilise le segment sus-jacent à l'articulation à mobiliser, au moyen du pouce et de l'index qu'il place près de l'articulation, l'un sur la face dorsale, l'autre sur la face palmaire de la phalange, afin que le point d'appui soit, comme nous l'avons déjà dit, dans la direction du mouvement. La main qui immobilise s'appuie soit sur le bord d'une table, soit sur le genou du masseur. L'autre main saisit, avec le pouce, l'index et le médius, l'extrémité distale du segment à mobiliser. Pour effectuer les mouvements latéraux des doigts, on saisit l'extrémité de ces derniers qu'on écarte et qu'on rapproche successivement.

b. *Poignet* (fig. 20). — Les mouvements physiologiques du poignet sont la flexion et l'extension, l'abduction et l'adduction. D'une de ses mains, qui repose soit sur son genou, soit sur le bord d'une table, le masseur entoure l'extrémité inférieure de l'avant-bras, tandis que, de l'autre, il saisit la main de ce dernier à laquelle il fait exécuter les mouvements que nous avons indiqués plus haut.

c. *Coude* (fig. 21). — Les principaux mouvements du coude sont la flexion et l'extension. La pronation et la supination se passent aussi pour une grande part dans le coude. Le masseur place, dans la paume de sa main qui repose sur son genou, le coude à mobiliser qu'il maintient avec ses doigts, cependant qu'avec l'autre main il saisit l'extrémité inférieure de l'avant-bras et exécute les mouvements de flexion et d'extension. Au cours de ces deux mouvements on doit maintenir la main du malade tantôt en demi-pronation, tantôt en supination.

Pour effectuer les mouvements de pronation et de supination (fig. 22), le masseur, maintenant le coude du malade comme précédemment, doit prendre la précaution de fléchir à angle droit l'avant-bras sur le bras, afin que le mouvement, exclusivement localisé dans le coude, ne soit pas accompagné d'une rotation concomitante de l'épaule. En outre, pour exécuter ces deux mouvements, la main du masseur doit saisir, non point l'extrémité inférieure de l'avant-bras, mais la main du malade, cela afin de ne pas gêner ler mouvements du poignet qui prend part, lui aussi, à la pronation et à la supination.

d. *Epaule* (fig. 23). — Les mouvements de l'épaule, très étendus et très variés, sont : l'élévation et l'abaissement du bras, l'antéropulsion et la rétropulsion, l'abduction et l'adduction, la rotation externe et la rotation interne. D'autres mouvements, plus complexes, peuvent, en outre, être exécutés par l'épaule ; mais ils ne sont, en réalité, que des combinaisons des mouvements simples que nous venons d'énumérer. Ces mouments combinés permettent de porter la main derrière la tête, dans le dos, sur l'épaule opposée.

Pour mobiliser une épaule, on asseoit le malade sur une chaise dont le dossier sert de point d'appui au côté opposé à celui qu'on doit traiter; le masseur se place derrière le malade, appuie avec une de ses mains sur l'épaule de ce dernier et, saisissant, de l'autre, le coude qu'il maintient dans le creux de sa main, il fait exécuter à l'épaule les différents mouvements que nous venons d'énumérer. Pour les localiser dans l'articulation scapulo-humérale ou articulation de l'épaule sans entraîner un mouvement de bascule de la totalité de l'épaule (mouvement d'ailleurs difficile à éviter), il est indispensable d'immobiliser cette dernière à l'aide d'une sangle passée sous le siège sur lequel le malade est assis.

B. — MEMBRE INFÉRIEUR.

Pour la mobilisation du membre inférieur, le malade reste couché. Le masseur, assis s'il s'agit de mobiliser les doigts ou les articulations du pied, doit se mettre debout pour mobiliser le genou ou la hanche.

a. *Orteils* (fig. 24). — Le masseur, placé sur le côté du pied ou dans le prolongement du membre, immobilise, au moyen du pouce, de l'index et du médius d'une de ses mains, le segment sus-jacent à l'articulation à mobiliser, cependant que les mêmes doigts de l'autre main saisissent le segment à mobiliser et lui font exécuter les mouvements de flexion et d'extension qui sont les seuls que puissent décrire les phalanges. De même que les doigts de la main, les orteils peuvent exécuter des mouvements de latéralité qui sont dus, d'ailleurs, au déplacement des métatarsiens.

b. *Pied* (fig. 25 et 26). — Le pied possède deux articulations, la médio-tarsienne et la tibio-tarsienne ou cou-de-pied). L'articulation médio-tarsienne exécute des mouvements combinés de flexion et de rotation interne d'une part, d'extension et de rotation externe d'autre part.

Pour mobiliser cette articulation, le masseur, assis sur le côté de la jambe, place une de ses mains sur le dos du pied qu'il immobilise, pendant qu'avec l'autre, posée à la racine des orteils, il fait décrire à l'articulation ses mouvements physiologiques.

Pour mobiliser l'articulation tibio-tarsienne, une main saisit, par en-dessous, l'extrémité inférieure de la jambe au niveau des chevilles, tandis que l'autre, tenant le pied, lui fait exécuter les mouvements de flexion et d'extension, d'adduction et d'abduction.

c. *Genou* (fig. 27). — Les mouvements physiologiques du genou sont la flexion et l'extension ; cependant cette articulation contribue à d'autres mouvements qui sont la rotation externe et la rotation interne du pied, homologues de la supination et de la pronation du membre supérieur.

Pour mobiliser le genou, le masseur debout place le talon du malade dans le creux d'une de ses mains, tandis que l'autre main posée dans le creux poplité (pli du jarret) soulève le genou pour le mettre en légère flexion. A ce moment, la main située sous le talon exerce une poussée qui fait fléchir de plus en plus le genou du malade.

En exécutant ce mouvement et afin de ne le point gêner, la main du masseur, posée dans le creux poplité, doit quitter cette cavité pour s'appliquer en avant de l'articulation. Elle s'y replacera cependant dans le moúvement d'extension du genou. On peut aussi effectuer la mobilisation du genou en faisant coucher le malade sur le ventre.

Pour les mouvements de rotation interne et externe de la jambe, le masseur, assis, pose une de ses mains sur le genou du malade, l'autre sur la plante du pied et, après avoir fléchi la jambe à angle droit, la fait tourner sur son axe tantôt en dedans, tantôt en dehors.

d. *Hanche* (fig. 28 et 29). — La mobilisation de la hanche présente une analogie avec celle du genou au point de vue de l'attitude du masseur, dont une main soutient le talon et dont l'autre se trouve appliquée sur le genou.

Les mouvements physiologiques de la hanche rappellent ceux de l'épaule, mais sont cependant moins étendus et moins variés. Ces mouvements sont la flexion et l'extension, l'abduction et l'adduction, la rotation externe et la rotation interne, enfin la circumduction.

S'il y a ankylose de la hanche, la mobilisation de cette articulation est très malaisée, car le bassin, difficilement immobilisable, se trouve entraîné par le mouvement de la cuisse : l'articulation de la hanche échappe ainsi à l'action de l'opérateur. Cependant il sera possible, dans une certaine mesure, de faire immobiliser le bassin par un aide dont les deux mains s'appuieront sur les épines iliaques antéro-supérieures.

La flexion et l'extension de la cuisse sur le tronc (fig. 28) s'exécutent, comme le mouvement du genou, par la poussée ou la traction du talon avec une main aidée par l'autre main que l'on pose tantôt dans le creux poplité, tantôt en avant du genou. Dans les mouvements de flexion de la cuisse sur le tronc, le genou reste plié à angle droit.

Pour exécuter l'abduction et l'adduction, le membre du malade (fig. 29) complètement étendu se trouve maintenu par le masseur dont une main tient le talon et l'autre le creux poplité. Pour la rotation externe et la rotation interne, le masseur pousse le genou tantôt de dedans en dehors, tantôt de dehors en dedans, cependant que le pied exécute les mouvements opposés.

Dans la circumduction, le genou maintenu à demi fléchi décrit un mouvement circulaire qui n'est qu'une combinaison de tous les mouvements simples que nous venons d'indiquer.

C. — TÊTE (fig. 30 et 31).

Pour la mobilisation de la tête, le malade reste assis et le masseur debout. La tête peut exécuter les mouvements de flexion et d'extension, de rotation et d'inclinaison latérale.

Pour les mouvements de flexion et d'extension (fig. 30), le masseur se place sur le côté du malade et pose une de ses mains sur le front, l'autre sur la face occipitale.

Dans les mouvements d'inclinaison latérale (fig. 31) et de rotation, le masseur se place en arrière du malade et pose ses mains sur les côtés de la tête au-dessus des oreilles.

D. — TRONC (fig. 32, 33 et 34).

Les mouvements du tronc sont généralement accomplis librement par le malade lui-même qui se tient debout ; ils prennent alors le nom de gymnastique. Cependant on peut exécuter quelques mouvements passifs du tronc. Pour la flexion (fig. 32) et l'extension du tronc, le malade reste couché ; le masseur, posant une de ses mains à la naissance du cou et saisissant de l'autre le bras du malade, attire ce dernier en avant, puis le recouche.

On peut encore faire asseoir le malade sur un tabouret ou, à la rigueur, à cheval sur une chaise, se placer derrière lui, poser les deux mains sur ses épaules et lui faire exécuter les mouvements d'inclinaison latérale (fig. 33) et de rotation du tronc (fig. 34).

III. APPLICATION DU MASSAGE AUX SUITES DES BLESSURES DE GUERRE.

La kinésithérapie, dont nous venons de décrire les procédés, apporte un secours extrêmement précieux au traitement des suites des blessures de guerre, et il est peu de blessés qui ne soient, tôt ou tard, justiciables de son intervention. L'utilité de cette méthode thérapeutique apparaît surtout dans les cicatrices adhérentes, les contractures et atrophies musculaires, les raideurs articulaires, les troubles nerveux et les troubles circulatoires.

1. CICATRICES ADHÉRENTES.

Par suite de leur caractère pénétrant, les blessures de guerre engendrent fatalement des cicatrices très dures et très adhérentes qui fixent souvent au squelette même la peau et les tissus sous-jacents, ce qui détermine parfois une impotence fonctionnelle fort accentuée.

La friction est la manœuvre qui convient le mieux au traitement des brides cicatricielles. Très légère au début, elle deviendra, dans la suite, de plus en plus énergique. Le pouce, ou la pulpe des doigts, appuiera alors profondément sur la cicatrice et effectuera de larges mouvements circulaires afin de provoquer des tiraillements et des élongations du tissu scléreux. Le massage doit être suivi de mobilisation soit manuelle, soit mécanique. On obtient ainsi des résultats quelquefois remarquables : disparition de la dépression causée par les adhérences, souplesse extrême de la cicatrice.

Ces résultats sont obtenus plus rapidement si l'on effectue le massage sous l'eau chaude ou, tout au moins, si l'on fait précéder les frictions et la mobilisation d'un bain hydrique local d'une durée de trente à quarante-cinq minutes et d'une température aussi élevée que le malade la peut supporter.

D'une façon générale, d'ailleurs, l'emploi de bains locaux d'eau chaude contribue très efficacement à l'assouplissement des tissus cicatricales.

2. CONTRACTURES MUSCULAIRES.

La contracture musculaire, résultat de l'irritation nerveuse, entraîne souvent une impotence fonctionnelle, parfois fort accentuée, des articulations voisines. Elle est souvent très persistante et très difficile à combattre. On obtient pourtant de bons résultats en exerçant, sur les muscles, des pressions lentes, régulières et profondes et en pratiquant la mobilisation passive des articulations adjacentes. L'efficacité de ces manœuvres est plus grande si on les exécute sous l'eau chaude.

3. ATROPHIES MUSCULAIRES.

L'atrophie musculaire, due soit à des troubles circulatoires, soit à des lésions nerveuses, soit encore à une immobilisation prolongée, entraîne souvent, elle aussi, une impotence fonctionnelle des articulations voisines. Pour son traitement, on emploiera l'effleurage qui a pour effets d'activer la circulation veineuse et de provoquer, par une action sur les terminaisons nerveuses, des réflexes qui réveilleront la vitalité des muscles. Si l'atrophie est très accentuée, l'effleurage sera doux et régulier ; si elle est légère, il pourra être plus énergique et même être suivi de pétrissage

et plus tard de percussions. Après le massage,
on pratiquera la mobilisation passive, active et
avec légère résistance.

L'électricité sera un adjuvant précieux du
traitement massothérapique.

4. RAIDEURS ARTICULAIRES.

La raideur articulaire, parfois même l'ankylose
complète, s'observent fréquemment à la suite des
blessures de guerre. En dehors des traumatismes
directs des articulations, les raideurs articulaires
résultent généralement de l'immobilisation prolongée du membre malade ; elles sont parfois la
conséquence soit de la contracture ou de l'atrophie musculaire, soit d'une cicatrice adhérente
des tendons ou des muscles voisins qui sont, de
ce fait, dans l'impossibilité de se déplacer.

Le traitement de la raideur articulaire aura
donc pour base la mobilisation de l'articulation
malade. Cette mobilisation doit être lente et progressive ; si elle n'est pas trop douloureuse pour
le malade, on doit déployer une certaine énergie
pour vaincre la résistance rencontrée. Lorsqu'on
atteint la limite du mouvement que l'articulation
peut exécuter, limite indiquée souvent par la
douleur éprouvée par le malade, on doit s'y maintenir pendant quelques instants et même impri-
mer de légères secousses au segment mobilisé.
Les premiers jours, on ne pratiquera que la mobilisation passive, mais, quand l'articulation sera
devenue plus souple, on essaiera les mouvements
actifs auxquels on pourra même opposer une
légère résistance.

Avant de procéder à la mobilisation, on exé-
cutera, autour de l'articulation, un massage

consistant en pressions, frictions et effleurage. Les muscles adjacents à l'articulation, étant très fréquemment atrophiés et soudés par des tissus fibreux, ne doivent pas être négligés ; selon qu'ils sont contracturés ou atrophiés, on les traitera comme il a été dit plus haut. Ici encore, les bains d'eau chaude, ou même le massage sous l'eau, sont d'une grande utilité.

A la fin du traitement et lorsque l'articulation aura atteint un degré suffisant de souplesse, on aura recours à la mécanothérapie.

Si le traitement que nous venons d'indiquer était impuissant à faire disparaître la raideur de l'articulation malade, on pourrait avoir recours à la mobilisation sous le chloroforme. Cette mobilisation peut être douce et progressive ; dans ce cas, elle exige plusieurs séances. Elle peut aussi être violente et effectuée en une seule séance, mais alors, comme le recommande M. le médecin inspecteur général Delorme, l'articulation devra être comprimée avec une bande immédiatement après l'opération.

5. ANESTHÉSIE ET HYPERESTHÉSIE.

L'anesthésie sera combattue par un massage stimulant qui consistera en effleurage rapide, pétrissage, percussion. On pourrait aussi pratiquer des pincements fins et rapides de la peau.

Pour le traitement de l'hyperesthésie, on exercera des pressions sur le point où le malade localise la douleur. La compression pratiquée avec les pouces sera progressive, profonde et prolongée.

6. TROUBLES CIRCULATOIRES.

L'œdème persistant s'observe fréquemment dans les suites des blessures de guerre. Son traitement consiste à pratiquer des pressions et de l'effleurage prolongé. Au début, ces deux manœuvres doivent être légères, afin de ne pas traumatiser le tissu cellulaire sous-cutané, et s'exécuter avec la paume de la main.

Plus tard, on pourrait utiliser la pulpe des doigts et surtout les pouces qui permettent de déprimer plus profondément le tissu œdématié. Le massage sera suivi de mobilisation des articulations voisines. Au massage et à la mobilisation on peut associer l'air chaud ou, mieux, les bains d'eau chaude et salée. Après les séances, on aura soin de comprimer légèrement avec une bande le membre infiltré et de le placer dans une position telle que son extrémité soit plus élevée que sa racine.

Contre la cyanose, on emploiera l'air chaud et l'effleurage prolongé.

****

Les suites des blessures de guerre dont nous venons de parler sont dues, pour la plupart, à l'immobilisation excessive. On peut les éviter, tout au moins les atténuer, en mobilisant, d'une façon précoce, les articulations adjacentes à la blessure. Quel que soit le cas en présence duquel on se trouve, il est toujours possible d'exécuter deux ou trois mouvements, une ou deux fois par jour. Cette simple précaution suffit souvent pour prévenir une atrophie musculaire ou une ankylose parfois irrémédiable.

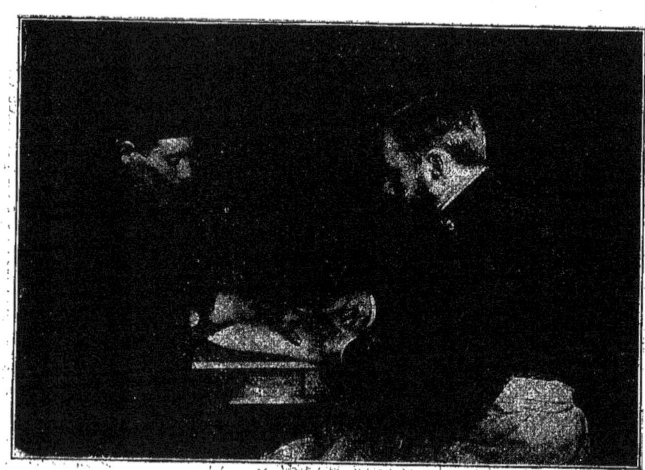

Massage d'un doigt, la main du malade reposant sur une petite table (fig. 1).

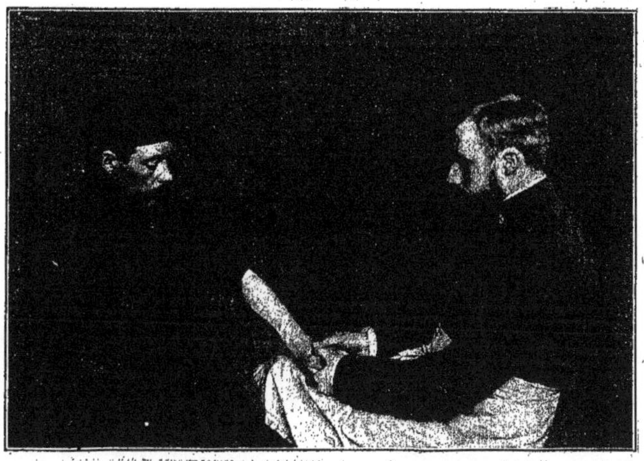

Pressions avec les pouces sur le poignet, la main du malade reposant sur le genou
du masseur (fig. 2).

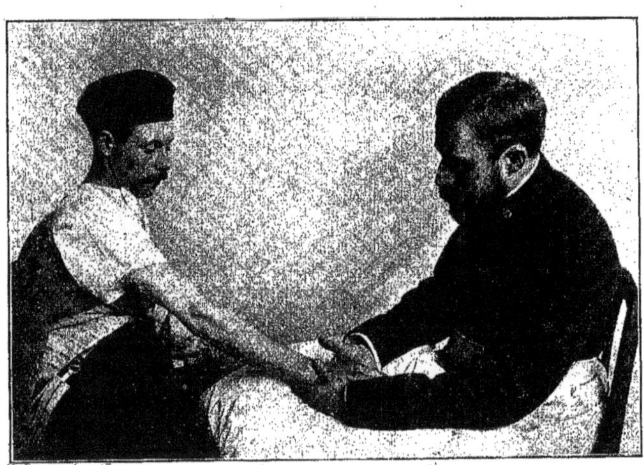

Effleurage de la main ou du poignet par mouvements alternatifs des deux pouces, la main du malade reposant sur le genou du masseur (fig. 3).

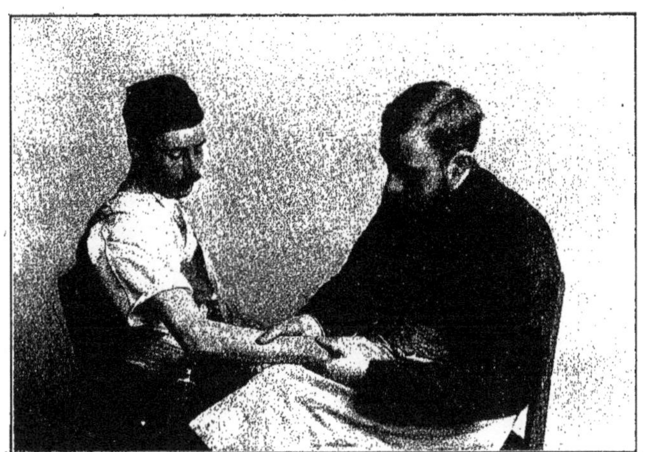

Massage de l'avant-bras (fig. 4).

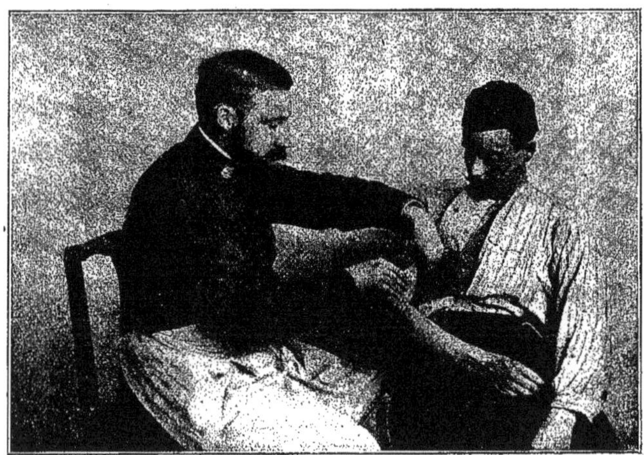

Pétrissage du bras (fig. 5).

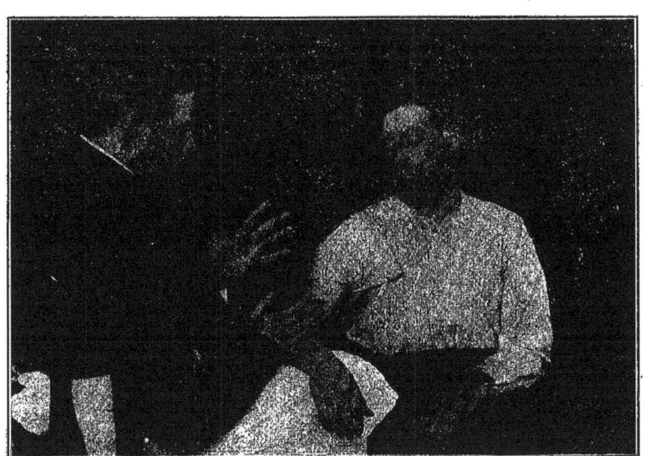

Percussion de l'avant-bras avec le bord cubital des doigts (fig. 6).

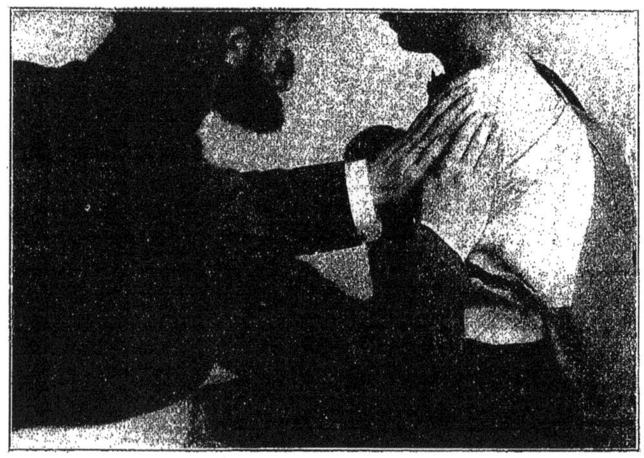

Effleurage de l'épaule avec les deux mains (fig. 7).

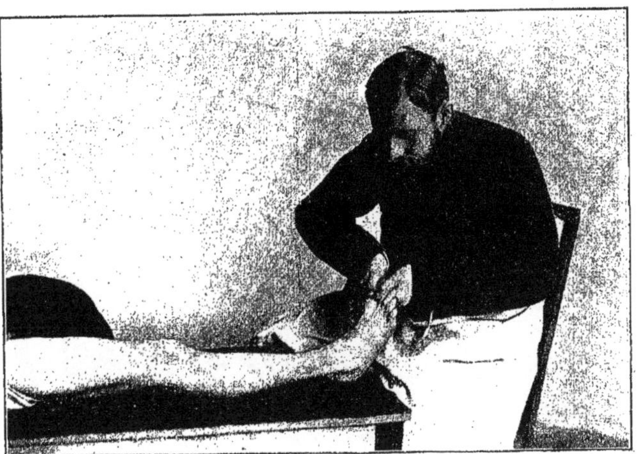

Massage de l'orteil, avec les deux pouces (fig. 8).

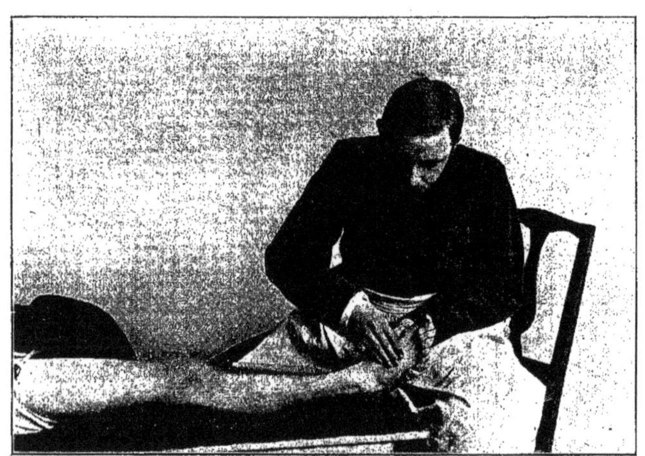

Massage du pied avec la pulpe des doigts (fig. 9).

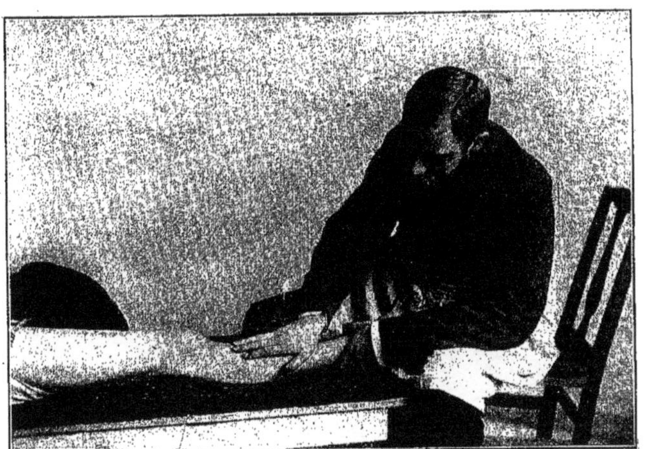

Massage de la jambe (fig. 10).

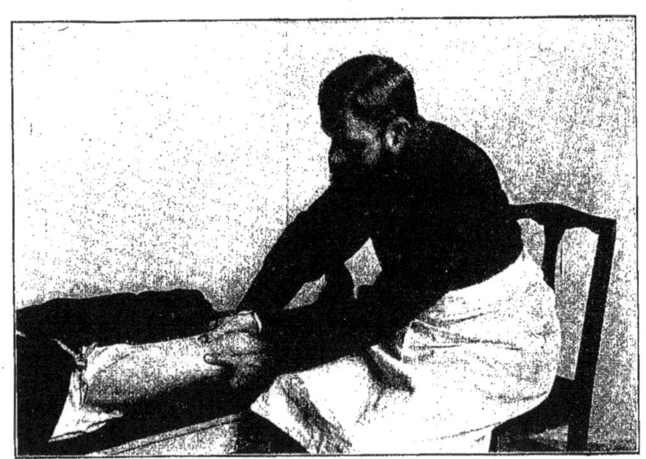

Massage du genou avec les éminences thénar (fig. 11).

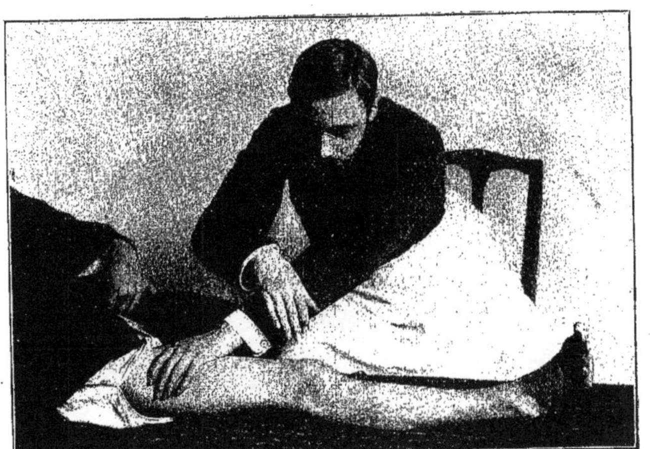

Effleurage de la cuisse par mouvements alternatifs des deux mains (fig. 12).

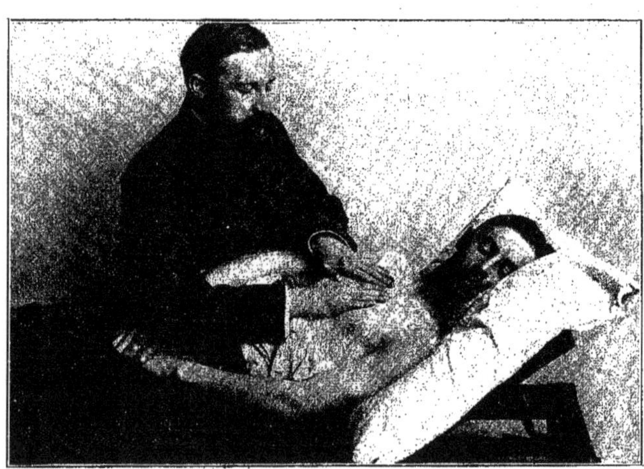

Effleurage de la face antérieure du tronc (fig. 13).

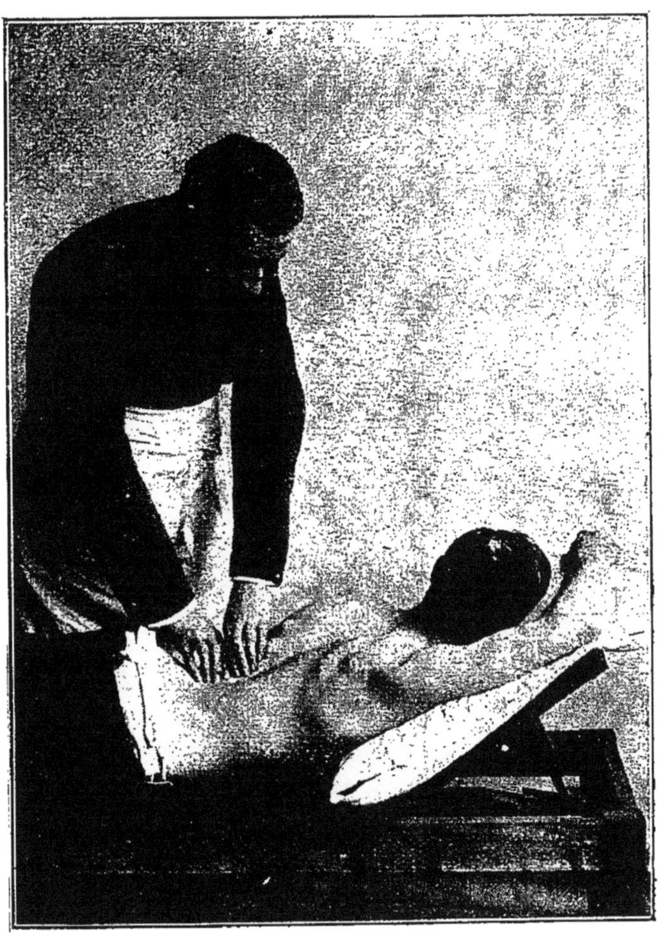

Massage de la région lombaire avec l'extrémité des doigts des
deux mains (fig. 14).

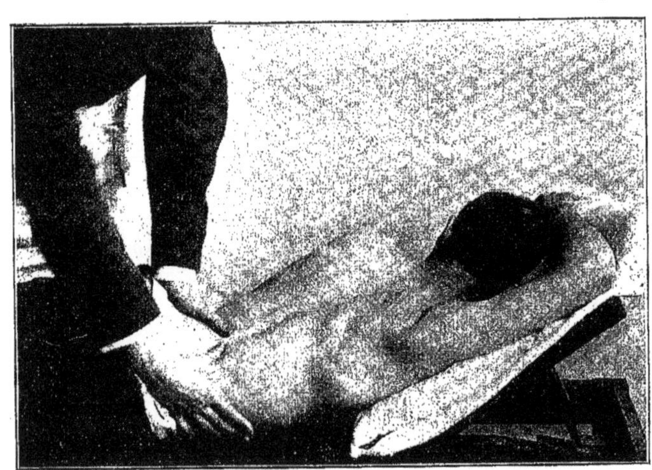

Massage de la région lombaire avec les deux pouces (fig. 15).

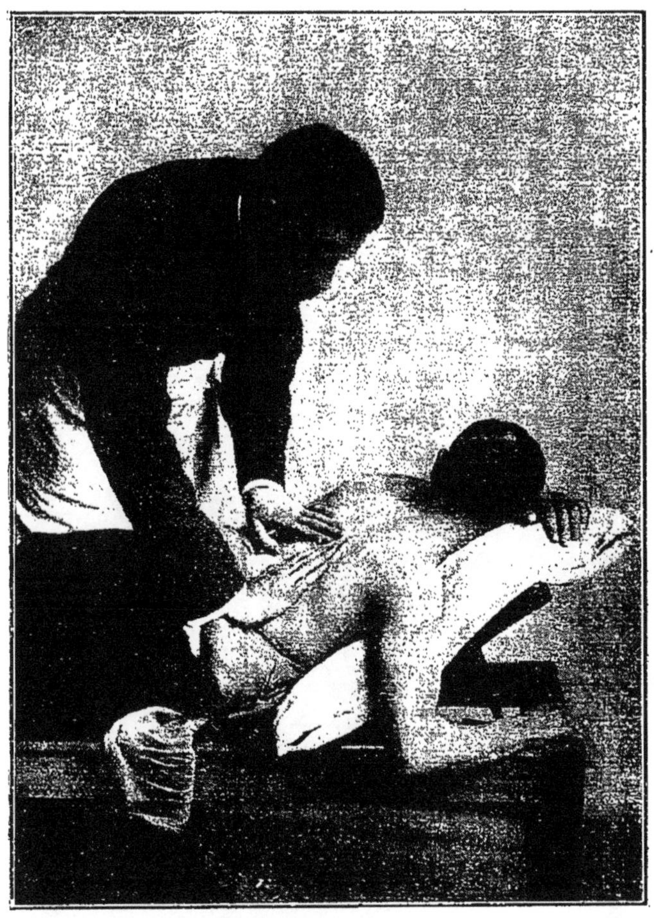

Effleurage de la face postérieure du tronc (fig. 16).

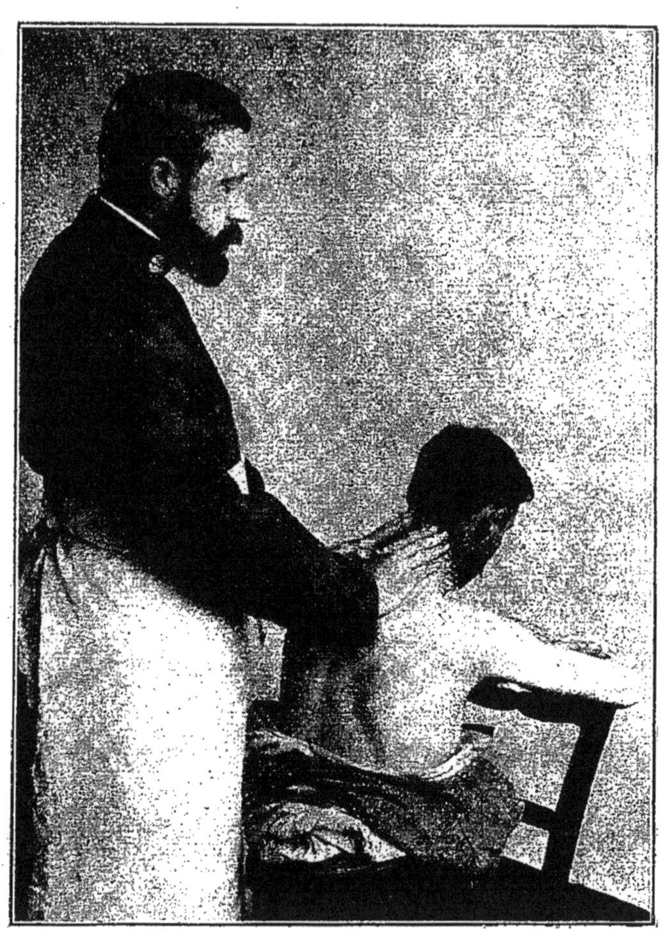

Effleurage des muscles du cou (fig. 17).

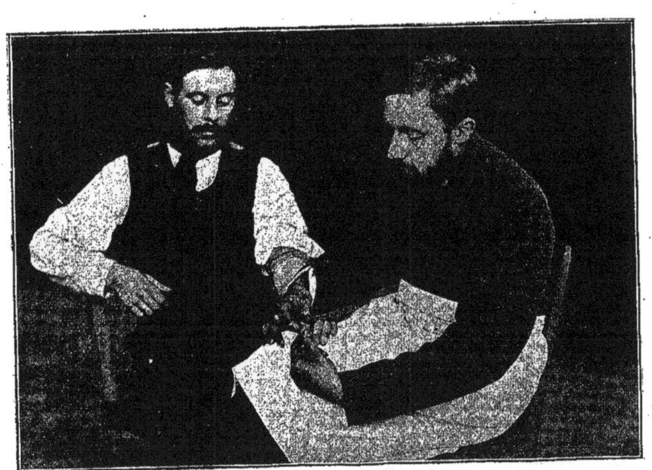

Mobilisation d'un doigt (fig. 18)

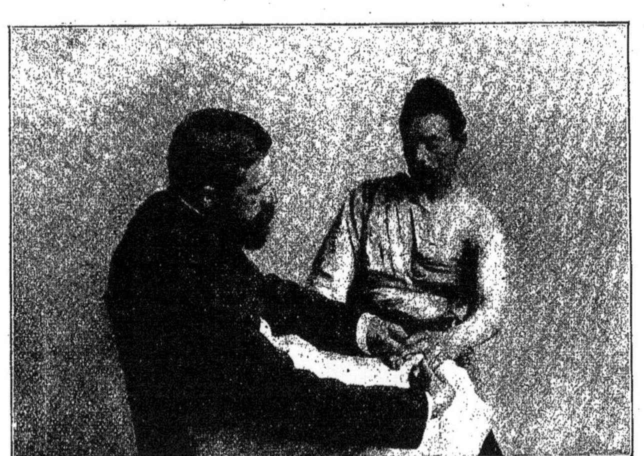

Mouvements latéraux des doigts (fig. 19).

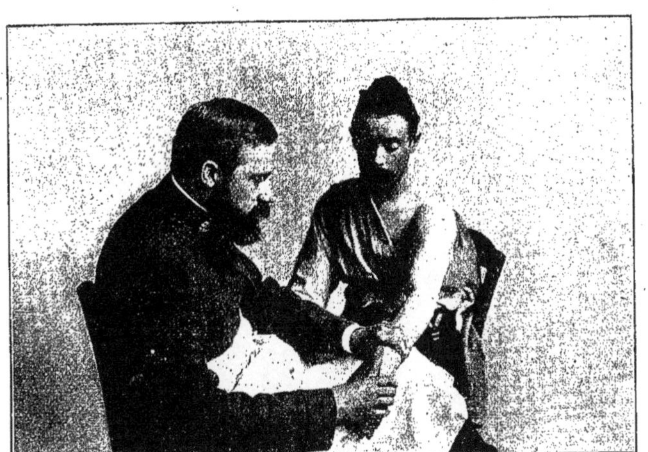

Mobilisation du poignet (fig. 20).

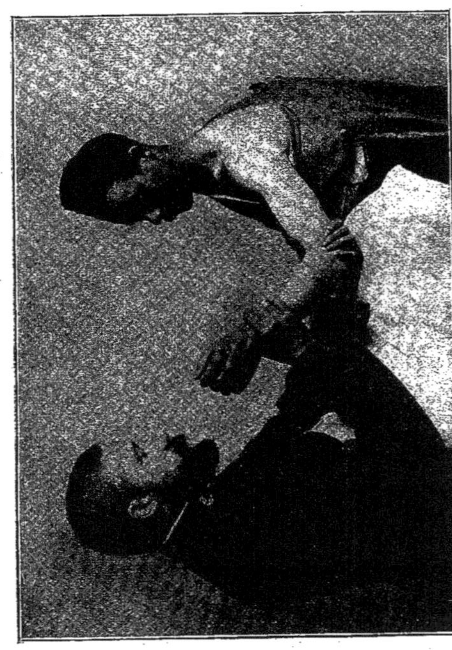

Mobilisation du coude (fig. 21).

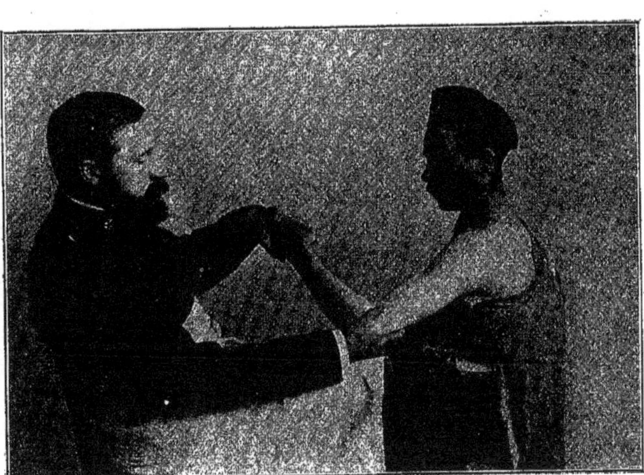

Mouvements de pronation et de supination (fig. 22).

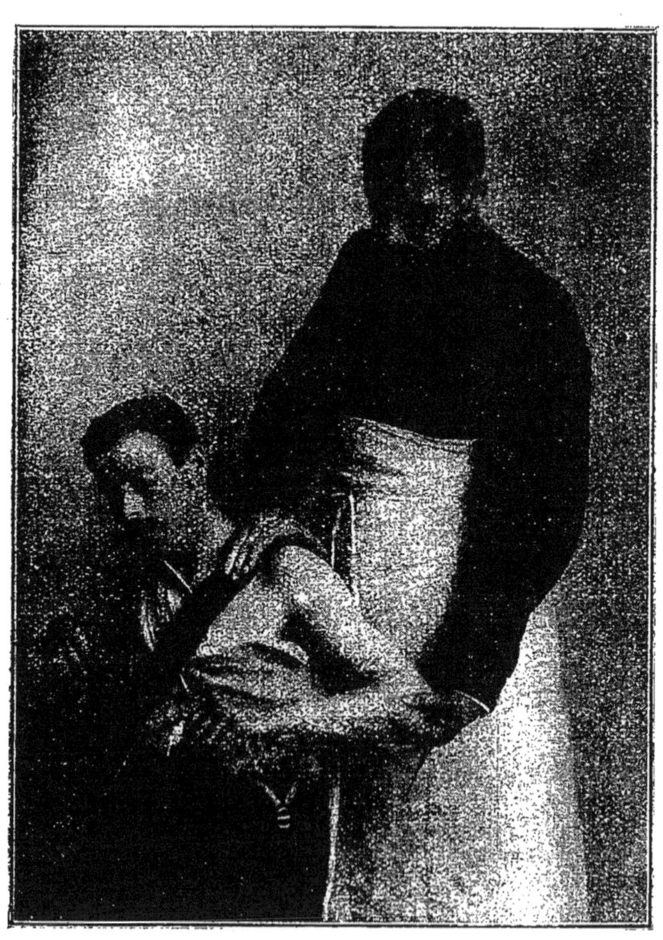

Mobilisation du bras, l'épaule étant immobilisée à l'aide d'une
sangle (fig. 23).

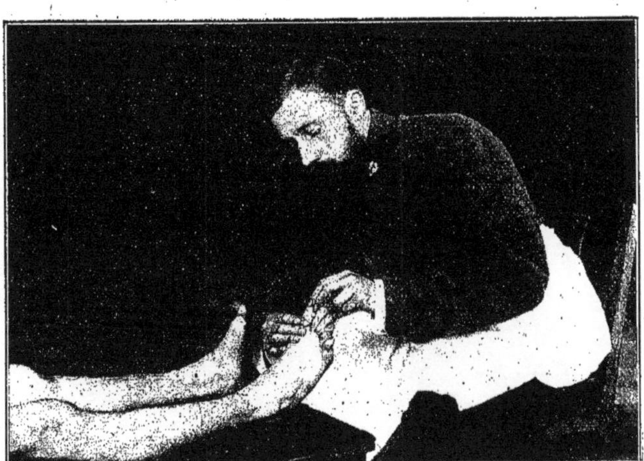

Mobilisation d'un orteil (fig. 24).

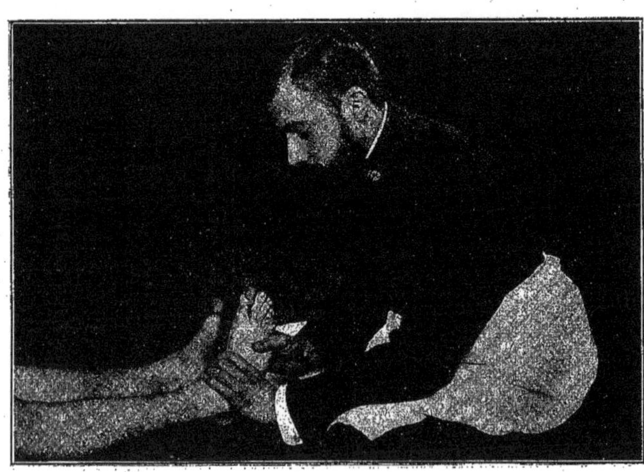

Mobilisation de l'articulation médio-tarsienne (fig. 25).

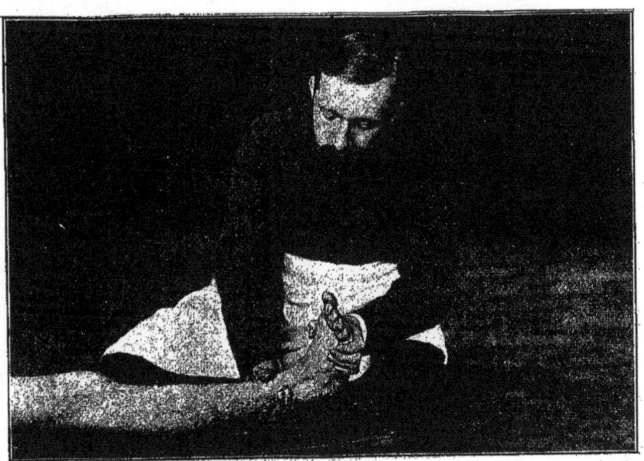

Mobilisation de l'articulation tibio-tarsienne (fig. 26).

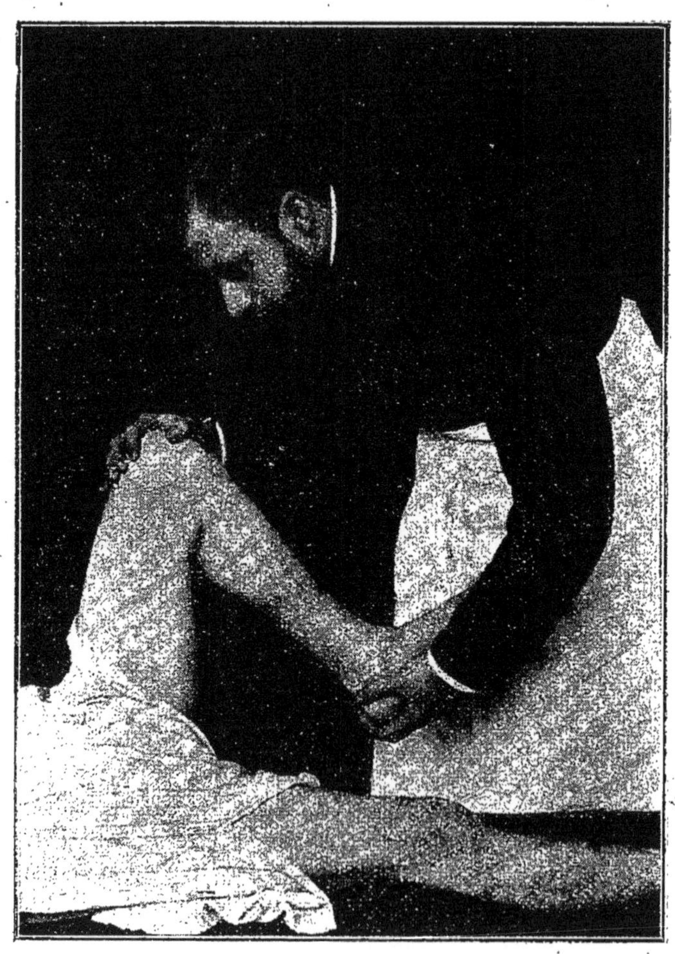

Flexion du genou (fig. 27).

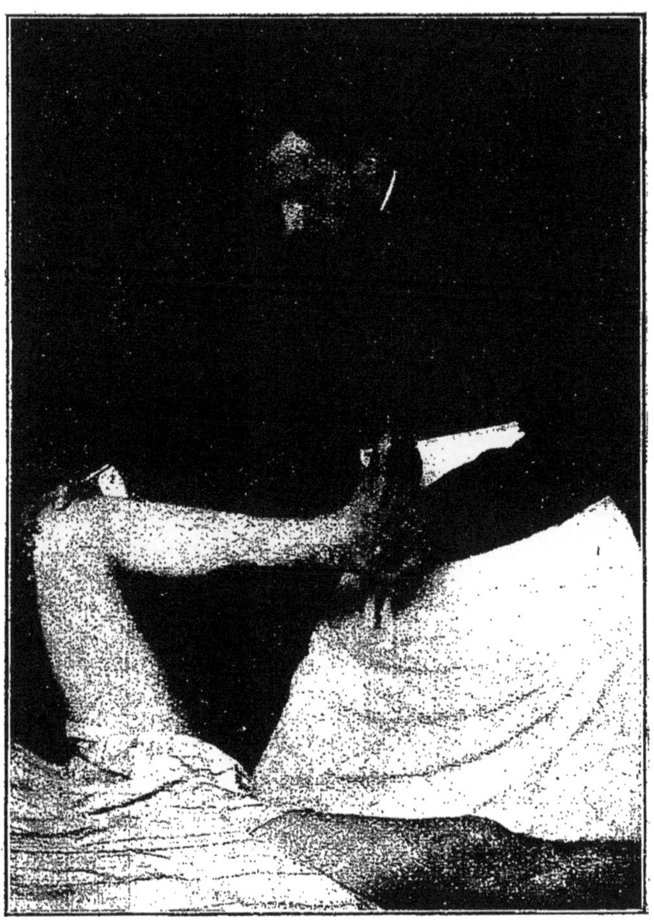

Flexion de la cuisse (fig. 28).

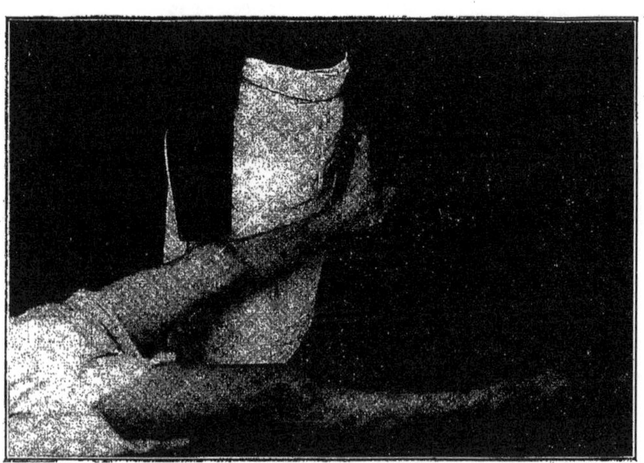

Abduction du membre inférieur (fig. 29).

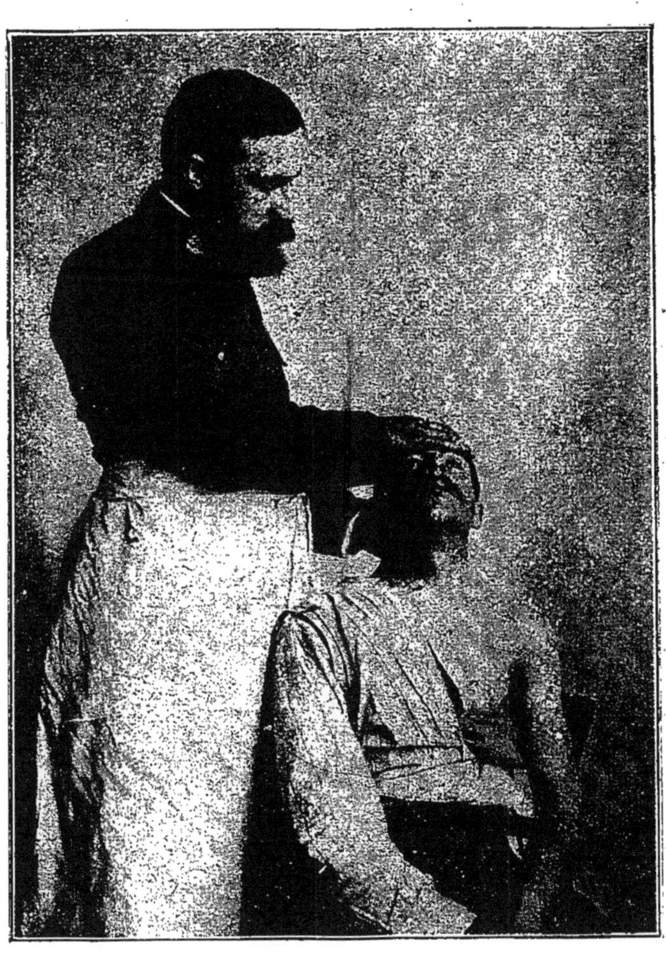

Extension de la tête (fig. 30).

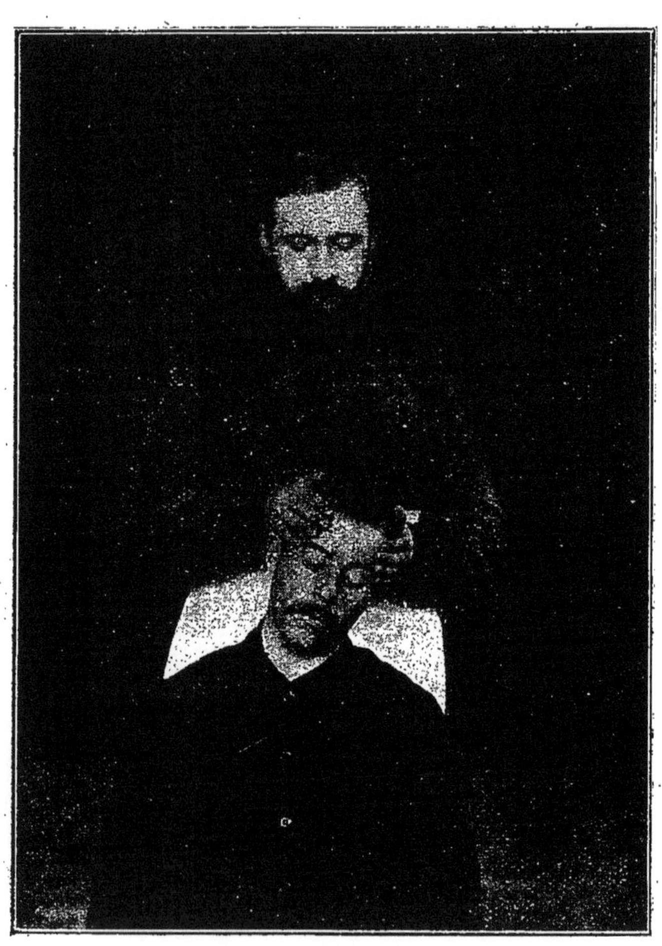

Inclinaison latérale de la tête (fig. 31).

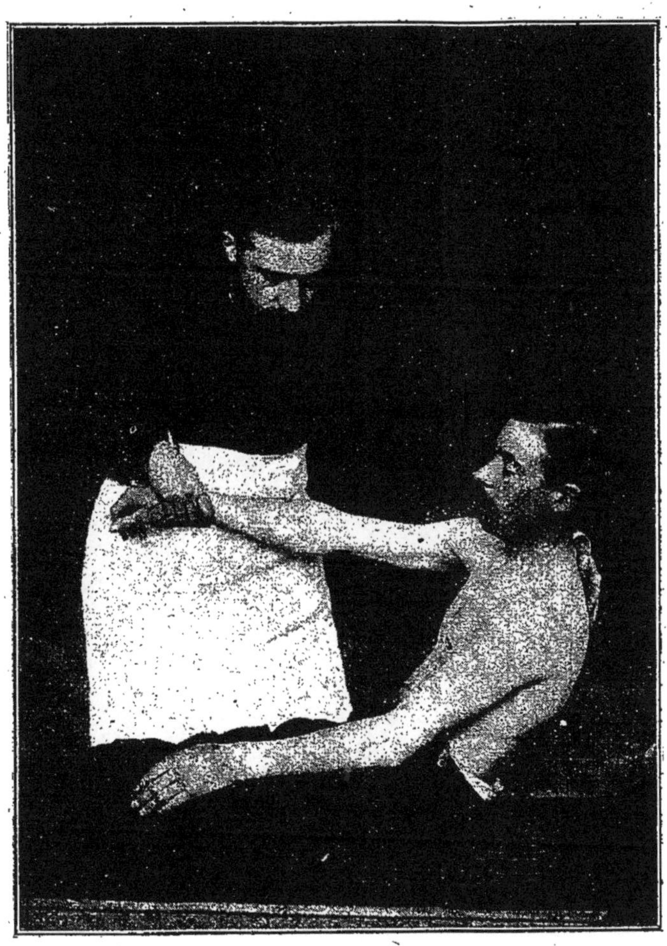

Flexion du tronc (fig. 32).

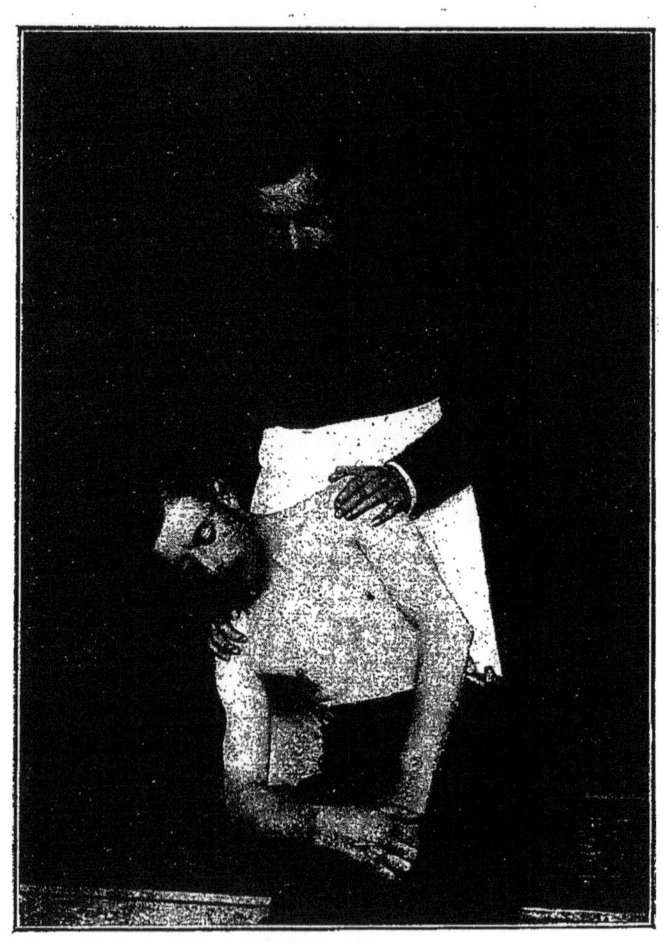

Inclinaison latérale du tronc (fig. 33).

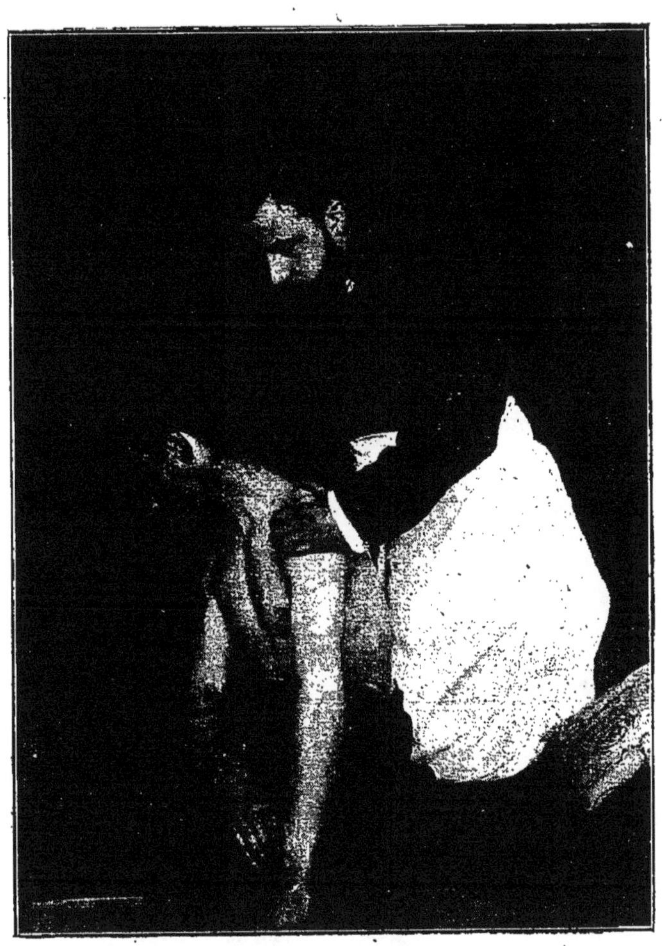

Rotation du tronc (fig. 34).

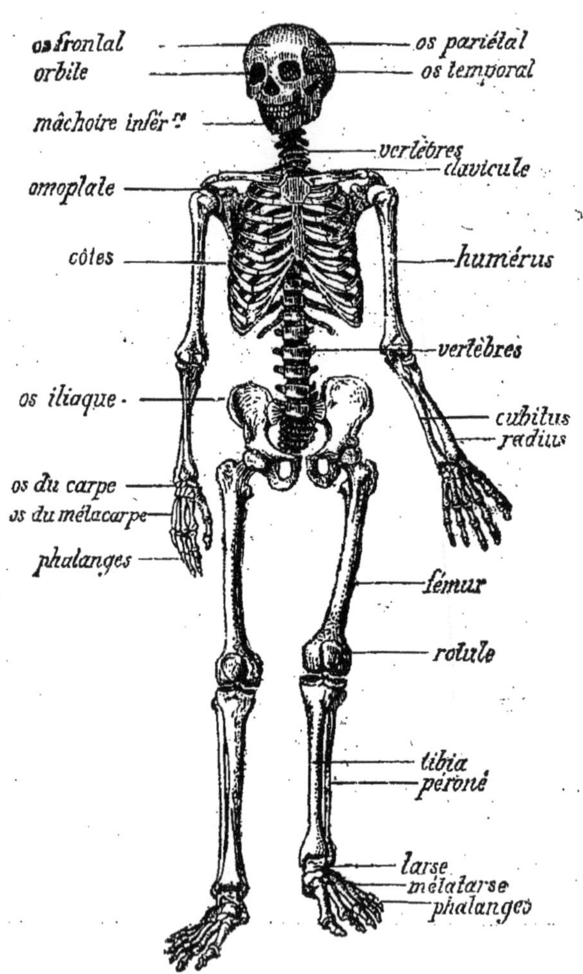

Le squelette (fig. 35).

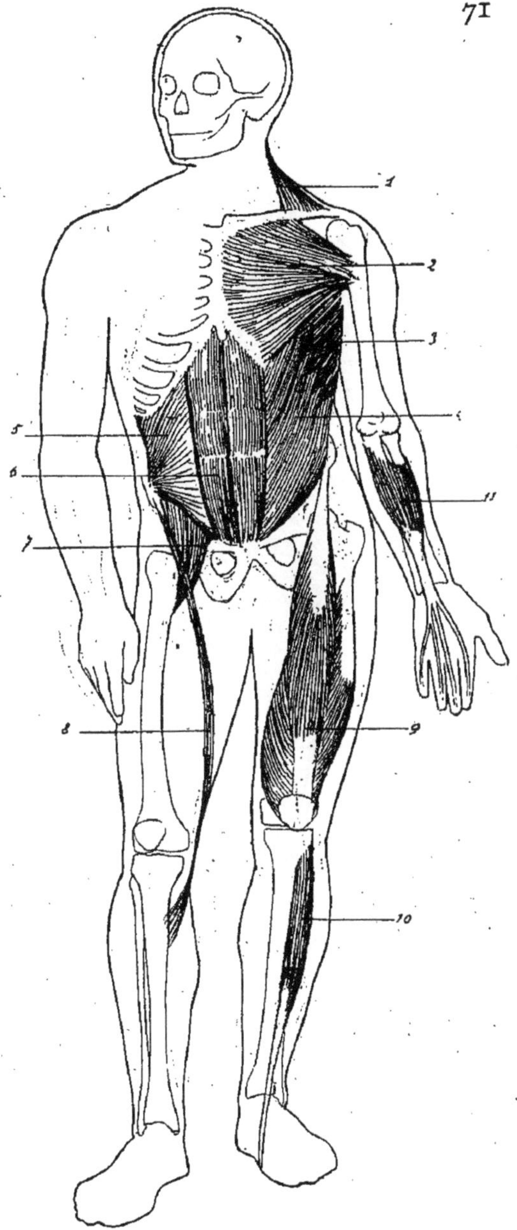

Muscles antérieurs du corps (fig. 36).

1, trapèze ; 2, grand pectoral ; 3, grand dentelé ; 4, grand oblique ; 5, petit oblique ; 6, grand droit de l'abdomen ; 7, psoas iliaque ; 8, couturier ; 9, triceps fémoral ; 10, jambier antérieur ; 11, fléchisseurs de la main et des doigts.

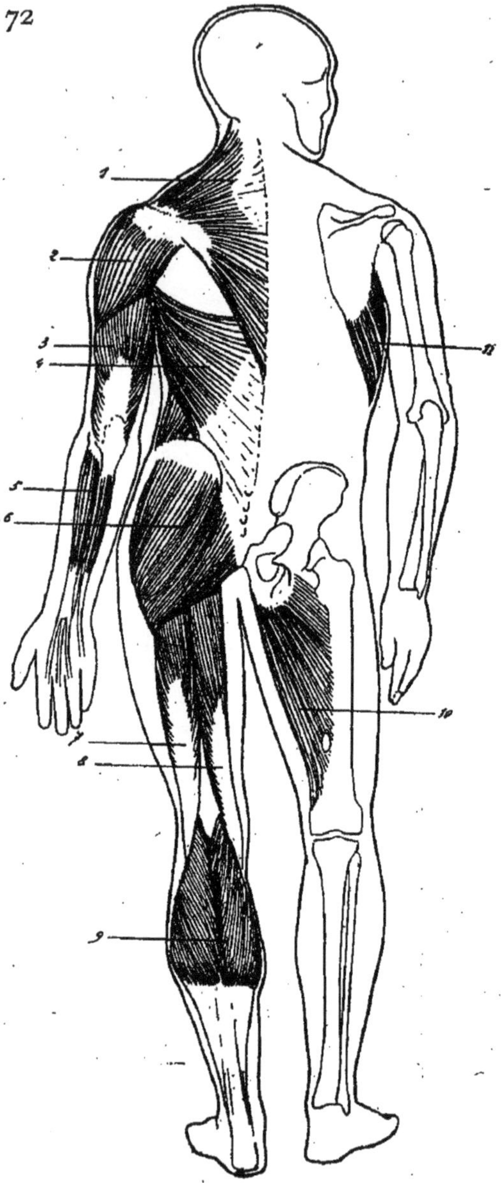

Muscles postérieurs du corps (fig. 37).

1, trapèze ; 2, deltoïde ; 3, triceps brachial ; 4, grand dorsal ; 5, extenseurs de la main et des doigts ; 6, grand fessier ; 7, biceps fémoral ; 8, demi-tendineux ; 9, jumeaux ; 10, adducteurs ; 11, grand dentelé.

Corbeil. — Imp. Crété